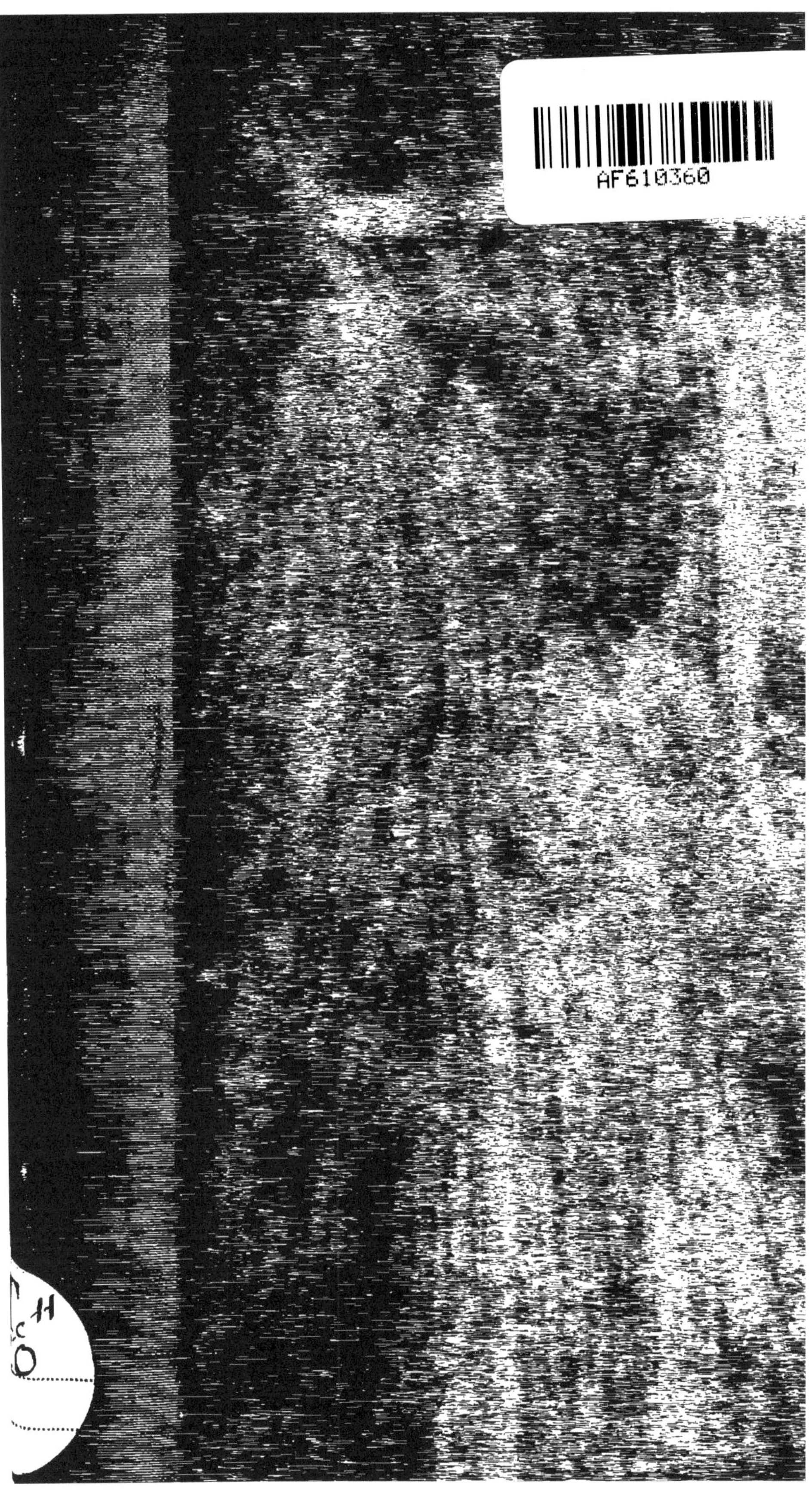
AF610360

Tc 11 220

T. 2659.
Xa.a

L'ORACLE
DE LA SANTÉ.

LE NORMANT FILS, IMPRIMEUR DU ROI,
rue de Seine, n° 8, F. S. G.

L'ORACLE
DE LA SANTÉ

OU

L'ART DE SE BIEN PORTER.

PAR LE DOCTEUR AUDIN-ROUVIÈRE,

Médecin consultant, ancien Professeur d'Hygiène au Lycée de Paris,
Membre du Bureau des Consultations médicales.

Cura ut valeas.
CIC.

PRIX : DEUX FRANCS.

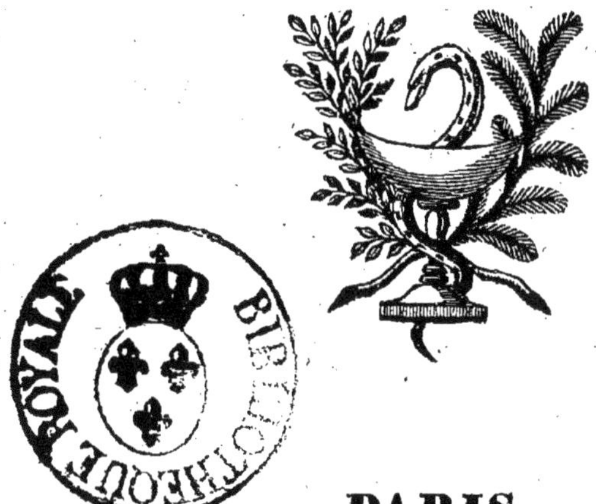

PARIS,

CHEZ DELAUNAY, PALAIS-ROYAL,
ET CHARLES BÉCHET, QUAI DES AUGUSTINS, N° 57.

1829.

LES Anciens, habitués à diviniser les choses utiles, élevèrent des autels au dieu de la santé, qu'ils regardaient justement comme le plus précieux des biens : les prêtres d'Épidaure lui demandaient la guérison des êtres qu'ils chérissaient, et l'avaient-ils obtenue, ils ne manquaient pas de l'inscrire sur les colonnes du temple! Tels étaient alors les seuls livres sur les maladies; et, sans aucun doute, les premiers aphorismes du vieillard de Cos, du divin Hippocrate, dûrent être extraits de cette médecine lapidaire.

Ainsi donc de tout temps, et chez tous les peuples, dans l'état de nature comme dans l'ordre social, le premier besoin de l'homme fut de se bien porter, et surtout de chercher les moyens de prolonger son existence, l'instinct de sa conservation le fit sentir au sauvage, avant que la réflexion le révélât à l'homme civilisé.

La santé est, en effet, pour lui, le premier des biens. Quels trésors pourraient le dédommager de sa perte? quelle vie que celle qui s'écoule dans les angoisses et dans les douleurs! de quelle utilité l'homme malade peut-il être à ses semblables, à son épouse, à ses enfans! quels services peut-il rendre à son prince et à sa patrie! quelles entreprises peut-il tenter! quelles palmes peut-il cueillir! l'insensibilité du cercueil n'est-elle pas préférable au lit de douleur sur lequel languissent tant de malheureuses victimes des infirmités humaines!

On se tromperait pourtant, si l'on pouvait croire que la médecine dût s'occuper seulement de l'homme malade. Quels secours pourrait-elle lui porter dans les affections nombreuses qui l'accablent, si d'avance elle n'avait étudié et compris l'homme en santé?

Le corps humain, composé d'une multitude d'organes qui exercent des fonctions si diverses, devait nécessairement éprouver de graves altérations. Il était difficile, en effet, que des rouages si nombreux, si compliqués, si variés, et dont le travail est continuel, dussent toujours être dans un état parfait d'intégrité ; la santé devait donc se détruire, et c'est alors que, passant dans le domaine de la pathologie, l'homme se trouve sous l'empire de la médecine préservatrice.

On parviendrait peut-être à se passer du secours des médecins, si l'on étudiait avec soin l'art de conserver la santé, que les Grecs personnifièrent sous le nom d'*Hygie* (d'où l'on a fait *hygiène*), science essentiellement conservatrice, si l'on se décidait à en faire une étude approfondie.

Compagne fidèle de la nature, elle ne cherche qu'à favoriser sa marche, en assurant ses pas ; elle sait qu'un degré de force trop considérable, peut, aussi bien qu'un épuisement total, précipiter le cours de la vie ; sa pratique, et l'observation constante de ses sages préceptes, doivent donc l'emporter sur la médecine curative qui nous livre à plus d'un hasard.

Puisque rien n'est préférable à la santé ; puisque, pour la conserver, la rétablir, et même pour prolonger notre fragile existence, il ne faut qu'écouter la voix de la nature, reconnaissons donc que nos maux sont presque toujours notre ouvrage, et qu'il nous serait facile de les éviter : si nous voulions *apprendre à vivre*, à nous bien connaître ; si nous étudions nos points de contact avec tout ce qui nous environne; si nous calculions l'effet des alimens et des boissons, l'influence de l'air que nous respirons, celle de ses divers états de chaleur et de froidure, de sécheresse et d'humidité, de pureté et de corruption; si nous observions enfin, avec soin, tous les rapports qui existent entre les objets physiques et moraux; les sécrétions et les excrétions, le travail et le repos, les peines et les plaisirs, le calme de l'âme, la paix du cœur, et les passions qui trop souvent l'agitent.

Tel devrait être l'objet des méditations et des veilles studieuses du savant; mais l'inconstance de l'homme du monde, sa frivolité qui le livre tout entier aux sociétés oisives, aux plaisirs du moment, lui rendent l'application impossible et l'étude fastidieuse. Ne pouvant consacrer à des occupations sérieuses et profitables, le temps nécessaire aux choses utiles, il dédaigne *ce sage gouvernement de la vie*, et bientôt sa santé délabrée ne lui permet plus de goûter des plaisirs qu'il regrette, et de résister aux maladies qui l'assiégent.

C'est pour éviter aux gens du monde de longues et fastidieuses recherches dans des traités scientifiques, qu'ils ne comprendraient point, que nous avons réuni sous la forme concise de maximes aphoristiques un certain nombre de préceptes généraux relatifs *à l'art de se bien porter;* la santé comme nous l'entendons et comme nous avons entrepris de le faire comprendre, nous ayant paru essentiellement basée sur l'observation exacte de l'hygiène, science, qui, jeune encore, fut l'objet de nos plus chères études et par nous long-temps professée au Lycée de Paris.

Aujourd'hui, que, dans toutes les classes de la société, on voit tant d'individus se repentir de ne pas connaître les moyens de conserver et de rétablir leur santé sans laquelle il n'est pas de bonheur, le moment nous a paru favorable pour publier cet opuscule qui, nous aimons à le croire, ne sera pas sans utilité.

Encouragés par le succès de notre Manuel de

santé, *la Médecine sans le Médecin*[1] et celui de nos précédens ouvrages, nous osons espérer que ces préceptes hygiéniques seront accueillis avec la même faveur. Notre unique but est d'être utile aux hommes : notre plus flatteuse récompense sera de l'avoir atteint.

1 Douzième édition entièrement refondue et augmentée de nouveaux chapitres jusqu'à présent inédits.

L'ORACLE

DE LA SANTÉ.

Les Grecs et les Romains, déifiant la santé, la représentèrent sous la forme d'une jeune femme, couronnée d'herbes médicinales, tenant d'une main une coupe entourée d'un serpent. La coupe indiquait le remède ou le préservatif; et le serpent, symbole de la prudence, avertissait que la science de la médecine est inutile, si elle n'est accompagnée de la réflexion.

MAXIMES APHORISTIQUES.

1.

L'hygiène est une partie importante de la philosophie-pratique. Sans l'observation de ses préceptes, la durée de la vie s'abrège. Le premier auteur de cette science fut Hippocrate; et, quatre siècles après lui, Celse vint, qui donna seulement un meilleur ordre aux matériaux laissés par ce grand maître. Galien, les

Arabes, l'école de Salerne, et les savans du moyen-âge, n'ont fait que répéter Hippocrate avec sa simplicité de moins et des subtilités de plus.

2.

Il en est de la santé comme du bonheur, on en connaît le prix qu'après l'avoir perdue.

3.

Le principe conservateur, la vie, lutte continuellement contre le principe destructeur, la mort.

4.

La santé générale résulte de la bonne exécution des fonctions partielles de tous les organes dont se compose le corps humain ; et l'harmonie parfaite, dans toutes les parties de notre économie, constitue la santé proprement dite.

5.

Après la conservation de la santé, la guérison des maladies est le but auquel tendent les efforts du médecin, et le résultat qu'il doit se proposer dans tous ses travaux : il fallait que les hommes souffrissent long-temps avant qu'ils s'imaginassent de rechercher et d'étudier les causes des maladies.

6.

L'homme sans instruction, qui ne peut deviner ou expliquer les causes des maladies, cédant à son amour-propre et à la peur, emploie souvent les moyens les plus bizarres et les médicamens les plus opposés pour se guérir.

7.

On a brillamment *disserté* et considérablement *extravagué* pour expliquer ce qui était inexplicable. Les solidistes, les humoristes se sont donné carrière, en parlant des acides, des alcalis, de la putridité, des acrimonies, de la tonicité, du stimulus, de la sthénie et l'asthénie. Ces rares et merveilleux efforts de leur imaginative, ne sont que des chimères, ou le roman de la médecine. L'expérience a constaté les méprises funestes qui ont été commises par les partisans les plus aveugles de ces rêveries scientifiques.

8.

Il ne suffit pas, dit Hippocrate, que le médecin fasse ce qui convient; il faut encore qu'il soit secondé par le malade, et par tout ce qui l'entoure.

9.

Faire la médecine des symptômes, est, en général, la faute que commet un ignorant praticien, qui ne connaît rien dans une maladie que ce qu'il a sous les yeux.

10.

Pour sentir le prix de la santé, que tant de gens prodiguent, il faut sortir d'une longue et cruelle maladie; la privation aiguise la pointe des plaisirs; la tempérance est un calcul de la sensualité, pour augmenter nos jouissances et prolonger notre vie : le secret d'être heureux ne consisterait-il qu'à savoir être malheureux à propos?

11.

La science de se bien porter ne pouvait être appréciée par les anciens, qui manquaient d'observations et de faits; mais la perfection de notre civilisation et de nos précieuses découvertes nous ont enfin permis *d'apprendre à vivre.*

12

Les préceptes de l'hygiène, fidèlement observés, entretiendront ou rétabliront l'équilibre, si la santé était compromise. Il est indispensable de les suivre pour vivre long-temps et heureusement.

13.

Vous reconnaîtrez l'homme bien portant à son teint vif, animé, à sa carnation fraîche, à sa peau souple, élastique, à ses traits où se peignent le repos physique et le calme moral. Sa démarche est assurée, il veille sans fatigue, et son sommeil réparateur le berce encore de rêves agréables.

14.

Le valétudinaire maussade, chagrin, taciturne, en proie aux passions tristes, haineuses, regarde souvent sa famille comme un fardeau, appelle ses amis des fâcheux ; c'est en vain qu'il fuit le monde qu'il déteste, son humeur noire le suit partout.

15.

La santé est la source de la gaité ; le bien-être rend doux, bienveillant et bon. Les individus haineux, vindicatifs, intraitables, farouches sont tristes, mal portans, digèrent péniblement ; le bonheur des autres les aigrit et les exaspère.

16.

L'estomac, disait Bâcon, est comme le chef de la famille, formée par les membres du corps humain.

Si le chef est en état de souffrance, le reste de la famille ne peut prospérer.

17.

La bouche habituellement pâteuse le matin, et la langue recouverte d'un enduit blanchâtre ou jaunâtre, qui rend l'haleine fétide, ne sont pas des préjugés favorables pour le bon état de l'estomac.

18.

N'ayez jamais d'indigestions, dit Sanctorius, et vous ne serez pas malade. Galien, qui était faible et débile, et le fameux Vénitien Cornaro, si connu par les soins minutieux avec lesquels il parvint à réparer les dérangemens qu'avaient produits en lui les désordres de sa jeunesse, furent très-sobres, et ménagèrent leur estomac : aussi moururent-ils centenaires.

19.

Mettez une règle invariable dans les heures de vos repas; et prenez toujours une mesure à peu près égale de nourriture. Barthole, jusqu'à un âge très-avancé, jouit d'une santé robuste, *en pesant chaque jour ses alimens.* Voltaire, qui poussa si loin une vieillesse féconde en chefs-d'œuvre, était valétudinaire au berceau; mais il fut sobre, et vécut long-temps.

20.

L'ordre dans les repas est la base du régime diététique; gardez-vous de le changer : les mets salés et épicés conviennent mieux au commencement du repas. Le dessert n'est pas à sa place ; les fruits tempèrent et rafraîchissent; la soupe, nourrissante, ne devrait être mangée que le soir ou le matin, jamais avant les grands dîners; ne la mangez pas trop chaude.

21.

Toutes les fois que l'estomac est chargé, que la bile ne coule pas, que des accès d'hypocondrie surviennent, que la tête éprouve des vertiges, que des palpitations se manifestent, n'hésitez pas, recourez aux évacuans. Plus vous tiendrez votre estomac libre, moins vous serez sujets aux maladies.

22.

Pour que notre santé soit parfaite, pour que notre raison soit saine, il ne faut pas ruiner la vie par les moyens destinés à la propager. L'art culinaire, si perfectionné de nos jours, ne contribue que trop à nous rendre malades.

23.

L'abus des plaisirs de la table et des jouissances vénériennes, anéantit les facultés mentales des hommes de lettres et de cabinet. De combien de chefs-d'œuvre nous ont privés l'intempérance et la débauche ! l'excès des plaisirs use plus que la douleur.

24.

Par son cerveau et les organes des relations extérieures, l'homme vit beaucoup plus que par ceux de la nutrition. Plus sensible que robuste, il jouit d'une existence particulière, qu'il ne saît pas apprécier.

25.

L'animal ne mange qu'autant qu'il a faim ; mais l'homme, dont l'estomac est déjà plein, veut le remplir encore ; les papilles nerveuses du palais, irritées par l'art des cuisiniers, l'excitent à abuser d'alimens divers qui le font succomber victime de son intempérance.

26.

L'habitude contractée de faire un dîner trop copieux dans l'espace de vingt-quatre heures, est préjudiciable à la santé et très-nuisible aux enfans. Les digestions, devenues laborieuses, sont une des causes principales des attaques d'apoplexie, si fréquentes de nos jours.

27.

L'abus des liqueurs spiritueuses, et les déperditions spermatiques trop répétées, conduiront infailliblement au marasme et à la mort les individus d'une faible complexion.

28.

N'épargnez rien pour que vos boissons soient sans aucun mélange. Les poisons signalés par Orfila ne sont pas ceux qui font le plus de victimes. La mauvaise qualité des alimens et des boissons, ainsi que l'intempérance, sont les sources les plus nombreuses des maladies. Variez vos mets et vos boissons; rien d'exclusif dans les substances alimentaires, l'estomac est capricieux, il ne s'accommoderait pas d'une nourriture constamment uniforme.

29.

La différence la plus importante entre les temps modernes et les temps anciens, pour l'usage des boissons, existe dans l'emploi des liqueurs spiritueuses, inconnues avant le moyen-âge. La distillation est le plus funeste présent que la chimie ait fait à l'espèce humaine.

30.

Les alimens, par leur diverse nature, peuvent modifier l'effet des climats. L'usage des boissons glacées, des sorbets, tonifie l'estomac, chez les méridionaux comme parmi les peuples des pays froids.

31.

Chaque profession doit suivre un régime particulier : il faut une nourriture solide à la main qui travaille; il en faut une délicate et peu substantielle à la main qui écrit, à celle qui éternise sur la toile des traits passagers et chéris. Il faut une plus grande quantité de nourriture aux jeunes gens qu'aux hommes d'un âge mûr, et surtout aux vieillards. Les digestions sont d'autant plus actives que le corps prend plus d'accroissement.

32.

L'emploi des vins différens ou des liqueurs spiritueuses, stimule diversement l'estomac, le canal intestinal, et le système nerveux. On a remarqué que la plupart des affections des voies urinaires, si funestes aux vieillards, dans les froides régions, sont presque ignorées de toute l'Asie, où l'on ne fait usage que de simples boissons aqueuses.

33.

L'adage si connu, *le vin est le lait des vieillards*, ne prouve pas qu'ils doivent en faire un usage habituel et exclusif. Dire que les personnes âgées peuvent user plus largement de cette liqueur, c'est une erreur qui n'est pas sans danger.

34.

Vieillards! rappelez-vous que l'abus du vin favorise l'afflux du sang vers la tête et provoque l'apoplexie, et que la plupart des centenaires étaient buveurs d'eau.

35.

La nature retient les brutes dans les bornes de l'instinct. Lorsqu'elles sont repues, et qu'elles ont satisfait au besoin de se reproduire, elles s'arrêtent; mais l'homme, si fier de sa prééminence, se livre à tous les excès.

36.

Au milieu de ses champs arides, le Maure fait usage de la gomme arabique, des plantes grasses et mucilagineuses, pour relâcher et amollir ses organes racornis par la sécheresse d'un sol ardent.

Sur ses canaux, et dans ses marécages, le phlegmatique Hollandais ranime ses flasques viscères par des salaisons irritantes, et savoure le tabac, dont la fumée stimule ses glandes salivaires, et le débarrasse de la pituite dont il est tourmenté.

37.

L'usage des alimens trop succulens dans de somptueux repas, amène à sa suite des incommodités plus ou moins graves. La vie trop voluptueuse ne peut être de longue durée. Le Sybarite qui s'endort au milieu des parfums, et dont l'épiderme, trop délicat, est blessé par le pli d'une feuille de rose, est disposé aux fièvres inflammatoires, aux phlegmasies cutanées, aux rhumatismes, à la goutte et aux catarrhes.

38.

Chez les gens du peuple, assez généralement mal nourris, on croit que le meilleur moyen de les rétablir est de leur donner (quelle que soit la maladie) *de bons bouillons et de bon vin.* On se trompe; la diète ne leur est pas moins indispensable qu'aux malades opulens.

39.

Les anciens ne faisaient pas usage des eaux-de-vie

et liqueurs spiritueuses ; car la distillation ne remonte guère que vers le douzième siècle. Le régime alimentaire moderne est plus stimulant, plus inflammatoire en raison des épices qu'emploient nos cuisiniers.

40.

Un grand nombre de personnes ont l'habitude, pour favoriser les fonctions digestives, de prendre du thé et du café. La première de ces boissons a une manière particulière d'exciter, dont l'effet ne se fait bien sentir que quelques heures après le repas. Quant au café, liqueur amère et aromatique, sa faculté stimulante est bien connue : personne n'ignore que son infusion, prise peu de temps après l'alimentation, développe l'activité du système digestif, et donne à l'âme un surcroît d'énergie qui favorise toutes les opérations de l'esprit : aussi est-il recherché des gens de lettres et des artistes.

41.

L'usage du thé et du café est utile relativement. L'une ou l'autre de ces boissons peut remplacer, dans leurs effets moraux, les liquides vineux, sans avoir les mêmes inconvéniens pour les organes.

42.

Le sucre est nourrissant, mucilagineux ; il n'est

pas dissolvant. L'eau pure et fraîche convient à tous les âges, à toutes les constitutions : « *Bois de l'eau*, dit le célèbre Dubois aux jeunes gens qui le consultent, *bois de l'eau*, te dis-je! » Dumoulin, *le Dubois médical* de son temps, s'écriait en mourant : « Je laisse deux grands médecins après moi, *la diète et l'eau.* » Préférez celle des rivières et des fontaines; n'abusez pas de l'eau des puits.

43.

Le précepte d'Hippocrate, répété par Celse, d'interrompre parfois la régularité de son régime, pour se livrer à quelques excès, est fondé. Un trouble instantané dans la sévérité du régime, produit souvent d'heureux résultats. C'est ainsi qu'on a vu vieillir des hommes qui avaient largement usé de la vie, et que le maréchal de Richelieu parvint à une extrême vieillesse; bien qu'il eût abusé de toutes les jouissances physiques et morales.

44.

Les facultés génératrices très-prononcées, sont communément l'apanage de la santé et de la vigueur. Rarement sont-elles bien développées chez les hommes de lettres et les artistes. L'intelligence étant sans cesse en activité dans ces deux classes d'hommes, les forces vitales prennent une autre direction.

45.

On peut avec une mauvaise constitution, et même dans un état cacochyme, posséder une grande force génératrice; mais est-il sage d'en abuser!

46.

L'âge modifie tous les organes; modifions aussi nos habitudes et nos désirs. Hommes de soixante ans, femmes de cinquante, le médecin ne doit pas vous flatter. Permettez qu'il vous répète : *la santé, la santé avant tout!* Le reste en ce monde est une chimère.

47.

Dans les constitutions lymphatiques, le développement de la puberté est imparfait. Les femmes très-sujettes aux fleurs blanches, avortent souvent par le relâchement de la matrice. Mais la nature les dédommage, car elles accouchent avec facilité et deviennent d'excellentes nourrices par le développement de leur sein et l'abondance du lait.

48.

L'homme qui abuse, est cacochyme à vingt ans; il est vieux à trente. A soixante ans, l'homme sage et modéré jouit encore des bienfaits de l'existence.

49.

L'homme doit à la flexibilité de sa constitution l'avantage d'être cosmopolite, et de pouvoir vivre dans toutes les régions du globe. Par les vêtemens, il se défend des influences les plus rigoureuses des climats; par le feu, il se réchauffe, et cuit ses alimens, qui seraient indigestes dans leur état de crudité. Enfin, par une vie sociale, dans laquelle il trouve aide et protection, l'homme jouit d'une prérogative d'existence inconnue aux autres animaux.

50.

Les Européens qui passent dans les climats chauds sont sujets aux hémorragies, aux maladies inflammatoires, et les femmes y éprouvent de fréquentes pertes utérines qui ne sont pas sans danger.

51.

Le froid, refoulant à l'intérieur les facultés animales, dispose au sommeil et diminue la sensibilité. C'est pourquoi les viscères intérieurs acquièrent un surcroît de vitalité, qui rend l'appétit plus vif et les digestions plus faciles.

52.

Les Anglais et les Hollandais, quoiqu'habitant des pays froids et humides, sont moins exposés aux rhumes et aux catarrhes que les Français; mais aussi ont-ils le soin de ne pas habiter les rez-de-chaussée, de garnir de tapis leurs appartemens, et de porter sur la peau des gilets de flanelle, souvent renouvelés, qui les préservent du dangereux effet de ces transitions brusques du chaud au froid, sources incalculables d'un grand nombre de maladies.

53.

Tous les terrains marécageux, où la fange, sans cesse détrempée, produit une multitude d'herbes, fait pulluler une foule d'insectes, ou exhale des vapeurs fétides, affaiblissent notre organisation. Les tissus se relâchent; l'estomac, débilité, ne digère plus; les organes inférieurs éprouvent une humidité malfaisante : de là, le ventre tuméfié, les jambes œdémateuses, et les articulations gonflées des flasques habitans des territoires fangeux.

54.

Ce sont les habitans des zones tempérées qui jouissent de la meilleure santé; et cependant, la plénitude de vie qui en résulte, est encore la source d'une foule de maladies. C'est là que règnent les affections aiguës, les fièvres de mauvais caractère, et ces épidémies meurtrières qui attaquent ordinairement les individus les plus robustes.

55.

Sous les cieux ardens des tropiques, la plupart des passions deviennent extrêmes; l'amour, la vengeance, le fanatisme religieux, dégénèrent en fureur. Le froid septentrional est à peine ébranlé par l'impression de la musique et des odeurs suaves, tandis que les passions violentes portent le méridional à des actes souvent forcenés.

56.

La nature se sert souvent, comme moyen de santé et de longévité, d'une partie faible, dont elle fait un émonctoire, par lequel elle cherche à se débarrasser de cet excès d'érétisme ou de ton qui semble devenir fréquemment la cause des maladies les plus graves, C'est ainsi que, par la diarrhée, l'écoulement des menstrues, l'établissement des hémorroïdes et des hémorragies nasales, la nature se délivre quelquefois, par ces dérangemens périodiques, des matières qui lui seraient nuisibles.

57.

C'est une pitié de voir avec quelle étrange prodigalité on couvre les enfans, les femmes et les vieillards, de cautères et de vésicatoires. Sur cent exutoires entretenus à perpétuité, il y en a bien cinquante qui n'ont jamais servi à rien, et vingt-cinq qui, après avoir été appliqués selon l'indication précise, ont depuis longtemps cessé d'être utiles.

Il ne faut pas abuser de ces émonctoires souvent nécessaires, ni croire qu'il faille, pour se bien porter, conserver *un cautère pour la vie.*

58.

Des recherches modernes sur la durée de la vie, ont montré que les personnes, placées par leur fortune au-dessus des besoins, vivaient plus long-temps que les misérables condamnés à la détresse et aux privations.

59.

On rencontre un plus grand nombre de centenaires dans les lieux secs et élevés. Les montagnes de la Suisse, de la Suède, de la Norwège, etc. etc., nourrissent des vieillards agiles, vigoureux, dont la santé est pleine et entière.

Dans les climats très-froids, les montagnards vivent

moins, car la vivacité de l'air affecte presque toujours les organes pulmonaires.

60.

La longévité est rare en tous les lieux humides, même dans les corps les plus sains : le vieillard y est promptement suffoqué par le catarrhe.

61.

La longévité dépend de la bonne disposition des poumons ; ces organes, d'un tissu si délicat, sont, depuis la naissance jusqu'à la mort, dans un exercice continuel, dont l'effet est de les tenir sans cesse en contact avec un fluide plus ou moins pur, qui affecte de très-grandes différences de température.

Qu'on ne s'étonne plus du grand nombre de lésions de ces viscères chez les phthisiques qui périssent annuellement dans les grandes villes.

62.

Ce sont aux progrès immenses de la civilisation et de l'industrie, à l'aisance générale et à la douceur du gouvernement, que nous devons la prolongation de notre existence.

63.

La régularité de la circulation prouve que le cœur jouit d'une irritabilité convenable. Si, dans la fièvre, les mouvemens de cet organe sont accélérés, il n'en faut pas conclure que la vie se consume plus rapidement durant cette succession de pulsations précipitées. Le pouls d'un Chinois ne battait, a-t-on dit, que trente ou quarante fois par minute. Qu'en conclure ? Rien ne prouve que la longévité soit plus commune en Chine que chez nous.

64.

L'existence du valétudinaire n'est qu'une longue maladie ; cependant, ne dédaignons pas l'utilité des constitutions débiles, puisqu'à l'aide des soins dont elles s'environnent, elles atteignent aux âges les plus avancés.

65.

Par une diète modérée, on peut prolonger ses jours. L'opulent doit être sobre et tempérant ; le pauvre, se nourrir plus copieusement. La plupart des malades se persuadent qu'ils mourront de faiblesse, que la diète prolongée doit *les tuer* immanquablement. Ils s'abusent : on périt bien plus sûrement par excès de forces, d'irritation et par l'usage mal entendu des toniques et des stimulans.

66.

La nature elle-même, sans médecin, prescrit la diète aux malades, ou du moins elle leur fait préférer les alimens liquides aux solides; et parmi les premiers, les aqueux et les acidulés, à ceux qui ont d'autres qualités. Hippocrate a donc eu raison de dire que l'hygiène était née avant la médecine, puisque le premier des remèdes, c'est la diète.

67.

Pour guérir les affections chroniques, on doit chercher, par l'emploi des remèdes convenables, à donner une nouvelle activité à la maladie que l'on veut combattre. Mais l'emploi de ce procédé demande une extrême habileté.

68.

C'est à la faiblesse apathique qui réduit l'homme à une sorte de vie végétative, que sont dues son existence précaire, son insouciance morale, et sa pusillanimité; toutes les maladies tendront chez lui à prendre le caractère chronique, si vous ne les combattez pas par toutes les puissances contraires pour rétablir l'équilibre, sans lequel point de santé.

69.

Il y a des êtres privilégiés qui jouissent d'une santé parfaite, quoiqu'abusant chaque jour des règles hygiéniques et médicales. N'imitez pas leur exemple, si vous redoutez une vieillesse anticipée et des maladies auxquelles la mort pourrait bien être trop longue à mettre un terme.

70.

L'homme est le plus maladif de tous les animaux. Il le doit à sa structure délicate, à sa débile organisation, et surtout à sa peau nue, si facilement excitable. La variole, la rougeole, la scarlatine, et toutes les affections morbifiques du derme, appartiennent à notre espèce seule.

71.

L'origine de la plupart des phthisies, des inflammations viscérales, des hydropisies, doit être imputée à la trop grande sécurité du malade incrédule et du médecin peu attentif, qui s'est contenté de prescrire un peu de régime, alors qu'il devait user de toutes les ressources de son art.

72.

Les catarrhes devenus chroniques, les pneumonies et les pleurésies, dégénèrent bientôt en phthisies incurables, lorsqu'on se joue légèrement des rhumes dits *négligés*, et qu'on ne fait que peu d'attention *au point de côté*.

73.

N'employez ni sirops, ni pâtes prétendues béchiques, lorsque vous êtes enrhumés; ils empâtent l'estomac et n'ont jamais guéri personne. Préférez des frictions sur les bras avec l'*essence éthérée*, et l'application des manches de flanelle d'Angleterre humectées avec cette essence. Préservez-vous du froid aux pieds; et, pour activer la circulation, lavez-les avec de l'eau extrêmement chaude, aiguisée avec cette essence.

74.

Que de maladies qui doivent être attribuées à la suppression de la transpiration, et dont les symptômes inflammatoires seraient nécessairement aggravés par l'emploi des fortifians.

75.

Toutes *les sueurs rentrées* ne veulent pas qu'on administre *du vin chaud à la cannelle*. Il peut guérir en vingt-quatre heures, en provoquant une sueur abondante; mais ce breuvage peut donner la mort, si déjà *la fluxion de poitrine* est déclarée.

76.

Il y a des atteintes morbifiques qui sont encore compatibles avec la santé; il suffit qu'elles ne portent que sur des organes d'une utilité secondaire.

77.

Le monde n'est pas loin de la vérité, en appelant les attaques légères de la goutte, *une maladie de santé*. Lorsque l'organisation se dispose à quelques-unes de ces légères affections, elle les provoque probablement, pour épuiser en détail la somme des maux que causeraient de plus graves maladies.

78.

Les causes des maladies, chez certains individus, tiennent moins aux écarts et aux erreurs de leur régime qu'à leurs penchans vicieux, à leurs affections morales et à leur organisation physique.

79.

Les maladies correspondent toujours aux divers genres de vie. Les jouissances corporelles engendrent les affections des viscères abdominaux et des organes sexuels. Les passions véhémentes et les fortes émotions développent les maladies du cœur, des gros vaisseaux; les anévrismes, les hémorragies passives, les affections du foie, et souvent encore l'apoplexie et la paralysie en sont les tristes résultats.

80.

Les maladies de langueur, les *maux de nerfs*, l'hypocondrie, étaient produits jadis par la vie sédentaire, l'extrême pauvreté, et les excès que permet la richesse.

81.

Les gens du monde qui se plaignent à chaque instant de *spasmes nerveux*, de *nerfs crispés*, sont bien loin souvent d'éprouver de véritables maladies nerveuses. Ils aggravent par des antispasmodiques stimulans dont ils abusent, leur position que rendrait meilleure l'observation des préceptes de l'hygiène. Persuadez-vous bien que l'abstinence, le choix des alimens, l'exercice, les bains gélatineux, etc. ont guéri plus de malades *aux nerfs dé-*

licats et irritables que le camphre, le musc et l'assa fœtida.

82.

La flaccidité des tissus organiques, leur distension graisseuse disposent aux maladies. Les personnes surchargées d'embonpoint, parcourent une moins longue carrière que celles dont la maigreur est souvent effrayante.

83.

On distingue particulièrement les hommes du grand monde à la mobilité de leur système nerveux, à de légères inflammations chroniques de plusieurs viscères du bas-ventre, surtout du foie, à la couleur pâle du teint, qui décèle l'état saburral des premières voies.

84.

Les découvertes modernes, en nous préservant de beaucoup de maladies, ont encore accru les chances de la longévité. L'emploi du tabac, inusité dans l'antiquité, en excitant les excrétions muqueuses et salivaires, est devenu fort utile.

85.

L'invention des parapluies a diminué le nombre

des affections qui résultaient des vêtemens portés mouillés. Les voitures mieux suspendues, les appartemens mieux clos, la facilité de changer de linge, d'habits, de chaussures, le grand nombre de bains publics, et tous les moyens de salubrité employés dans les grandes villes contribuent à rendre notre santé plus florissante.

86.

La grande étendue de la peau, l'énorme transpiration qui se fait à sa surface et les rapports sympathiques qui l'unissent avec les organes les plus importans de la vie, nous ont déterminés à prescrire fréquemment les bains, dans l'eau desquels on fait dissoudre une pâte composée de farine de seigle, d'huile d'amandes douces et d'*essence éthérée*. C'est en entretenant la souplesse de la peau et sa perméabilité que l'action de ces bains oléagineux s'étend aux viscères intérieurs. Que de gens de lettres se sont bien trouvés de leur usage journalier, surtout en les prenant aux Bains Chinois, sur le boulevard.

87.

Lorsque les athlètes devaient s'exercer à la lutte, ils s'y préparaient par des frictions faites avec soin sur toutes les parties du corps. Imitez cet exemple, après les bains froids, si vous voulez faciliter la réaction qui doit les suivre, et au sortir d'un bain tiède ou chaud, lorsque vous serez débile, âgé ou valétudinaire.

88.

En frictionnant avec l'*Essence éthérée*, unie à l'huile d'amandes douces, toutes les parties qui ont besoin d'être tonifiées, vous vous préserverez d'une foule d'affections dont le siége réside dans le système musculaire et cutané.

89.

Les hommes de lettres, les artistes et tous les individus doués d'un esprit naturel, éprouvent assez généralement les affections dont le siége existe dans les viscères du bas-ventre. Leur imagination, source de leurs talens, l'est aussi de leurs douleurs.

90.

Le médecin habile, après avoir prévu la crise d'une maladie, peut encore en déterminer l'époque. C'est alors qu'il peut être justement regardé comme l'interprète et le ministre de la nature, et qu'il marche l'égal des Dieux.

91.

Il est des cas où le médecin peut prévoir et annoncer à jour fixe la mort ou la guérison du malade. Tel, par exemple, que dans la fièvre intermittente pernicieuse.

92.

Un auteur ingénieux fait successivement promener l'âme dans toutes les parties du corps : aux enfans, dans les jambes, dans la tête aux savans, dans l'estomac aux gourmands, aux amans, dans le cœur ou aux parties génitales (d'après Buffon). Osons le dire, l'âme de la femme est tout entière dans chacun de ses organes.

93.

Plus on consomme ses facultés par la pensée, moins on doit compter sur les forces corporelles (et *vice versâ*). Les hommes dont l'existence est purement animale ont plus de santé et de forces physiques que les premiers.

94.

La mobilité de l'imagination, la versatilité du jugement, la bizarrerie des goûts, l'inconstance des volontés, l'instabilité des déterminations semblent parfois constituer une sorte de maladie mentale. Les enfans, les femmes et les Français méridionaux présentent à l'observateur des caractères très-rapprochés de cette manière d'être.

95.

Les passions sont à la fois le mobile de nos actions et le fléau de notre vie. Que de gens qui languissent d'une *vanité blessée*, d'une *prétention déçue*, d'une *ambition rentrée*, d'un *porte-feuille perdu*, d'une *excellence évanouie*, etc. ! Nous leur dirons : Ne consultez pas Hippocrate, mais lisez Epictète.

96.

La vanité blessée fit mourir Racine, rendit Pope hargneux, Virgile hypocondriaque; elle fit tomber Hogard en démence, et Swift en imbécillité; elle empoisonna les jours du Dominicain, assassina Winckelmann, et tua Fourcroy.

97.

Le cerveau est le siége des organes qui produisent les qualités morales et les facultés intellectuelles. Redoutez l'érection permanente de ce viscère, craignez les maladies qui peuvent en résulter, il est plus facile de les prévenir que de les guérir!

98.

La mode est toujours plus forte que la raison et les lois : vainement Joseph II fit-il tous ses efforts pour abolir l'usage des corsets à busc dans ses Etats. Voulant avoir une fine taille et rendre les seins plus apparens, les femmes crurent qu'elles ne pourraient vivre sans corset : elles s'abusaient. Rien de plus dangereux que cette cuirasse baleinée et busquée; elle déforme la gorge, aplatit le mamelon de manière à s'opposer à l'allaitement. Que les jeunes filles se persuadent bien qu'un corset trop serré, après un grand repas, un exercice violent, ou lorsque les fluides sont raréfiés par une atmosphère très-chaude, peut être la cause d'apoplexies, et déterminer à la longue de funestes congestions dans les poumons et le cerveau.

99.

Le désir de plaire et de réduire la taille aux plus petites dimensions, détermine les femmes coquettes à se servir de corsets étroits et de busc en acier qui compriment la poitrine, refoulent les côtes et gênent nécessairement le jeu des organes pulmonaires. Que d'accidens graves sont résultés de cette pernicieuse habitude!

100.

A l'époque de la menstruation, on s'alarme souvent sans motifs. On n'a pas la sagesse d'abandonner à la nature cette première éruption qu'on retarde en voulant la précipiter.

101.

Au lieu des teintures incendiaires de safran, de vin chaud à la cannelle, des préparations de fer, d'infusion de sabine, un régime rationnel eût suffi. Les règles paraîtront si vous insistez sur les moyens hygiéniques, exercice actif, des distractions, des bains généraux, de chauds pédiluves, et vous dissiperez la tension générale en favorisant l'abord du sang vers les parties sexuelles.

102.

C'est à tort qu'on a pensé jusqu'ici que l'apparition des règles, lors de la puberté, ou de leur supression au moment de l'âge critique, augmentait la mortalité des femmes à ces deux importantes époques de leur existence.

103.

L'établissement du flux menstruel est un phénomène tout aussi naturel que sa suppression. Ne hâtez pas le premier par l'application souvent intempestive de sangsues aux parties sexuelles, et quant à la suppression produite par la nature, prodiguez à la femme qui l'éprouve, vos soins attentifs et délicats pour la consoler des rigueurs du temps.

104.

Si par l'excessive irritabilité de son organisation, la femme pléthorique éprouve des hémorragies utérines fréquentes, le repos, la diète, les boissons froides et rafraîchissantes doivent lui être prescrits. Elle doit éviter tout ce qui peut l'émouvoir, et renoncer surtout aux plaisirs de l'amour. Les organes génitaux, déjà trop irrités, ne doivent pas éprouver une excitation nouvelle.

105.

Boërrhaave et plusieurs autres médecins ont justement attribué à l'usage des chaufferettes la fréquence des fleurs blanches, dont la plupart des femmes, dans la classe ouvrière, sont affectées. On peut ajouter encore que les chaufferettes peuvent être la cause de la stérilité, provoquer des hémorragies utérines, des hémorroïdes, des varices, et même l'asphyxie par l'exhalation des gaz qui s'échappent de la braise enflammée lorsque les pots à feu ne sont pas couverts. Préférez toujours des chaussures fourrées.

106.

Dans l'intérêt de leur santé, comme dans celui de leur parure, les femmes devraient porter des souliers ou des brodequins faits sur deux formes, pour que ces chaussures pussent s'accommoder exactement aux courbures du pied.

107.

La mode des socques articulés ne sera pas fugitive. En isolant le soulier du sol, ces semelles brisées mettent le pied à l'abri de l'humidité dont les effets sont si à craindre. Que les dames en conservent à jamais l'usage !

108.

Si l'action du froid, du soleil et du vent est contraire à la peau et lui fait perdre de sa souplesse et de son éclat, la proximité d'un grand feu lui est encore plus nuisible. Que les dames ne s'approchent jamais d'une cheminée où brille une flamme ardente, sans être munies d'un écran protecteur.

109.

L'emploi des répercussifs, quels qu'ils soient, est toujours dangereux. Ne faites jamais usage de ces cosmétiques tant vantés pour rendre à des cheveux gris ou roux le noir de l'ébène, et craignez que les crêmes et savons épilateurs, en brûlant l'épiderme, ne déterminent bientôt des maladies cutanées dont il ne serait pas toujours facile d'arrêter les ravages.

110.

On doit craindre de supprimer la transpiration alors qu'elle est excitée par la danse ou les trop grandes réunions de personnes dans un même lieu, comme les salons, les salles de spectacle, etc. Il conviendrait mieux, ainsi que cela se pratique dans le nord, de prendre dans cet état de moiteur, du vin chaud et du punch léger, que de boire des liqueurs glacées. Que de jeunes personnes sont devenues phthisiques pour avoir suivi cette coutume, et pour s'être exposées sans manteau ni fourrures, au sortir d'un bal, pendant l'hiver, à la rigueur d'un froid vif et pénétrant !

111.

Depuis que les femmes ont renoncé au costume grec, et à la pernicieuse habitude de rester les bras et les épaules nus, elles n'ont plus été si souvent exposées aux crachemens de sang et à ces rhumes opiniâtres qui dégénéraient en phthisie.

112.

Non seulement il importe aux jeunes femmes de se couvrir, l'hiver, la poitrine avec soin, mais encore de porter des chemises à longues manches, et des caleçons de futaine, pour préserver du froid les organes génitaux.

113.

Mères! nourrissez vos enfans; combien de femmes sont punies d'avoir méconnu à cet égard les lois de la nature, dédaigné les avis des médecins et les conseils de Rousseau !

114.

Pour un enfant qui vient de naître, manger et dormir constituent le premier besoin, l'unique occupation. A défaut du lait maternel (l'aliment par excellence), préférez aux bouillies épaisses dont on le gorge, et qui donnent lieu à des inflammations chroniques du canal digestif, et à l'engorgement des glandes du ventre ou carreau ; préférez, dis-je, une croûte de pain bouillie dans l'eau, avec addition de sucre. Plus tard, l'enfant sera nourri avec des potages au gras. Les substances animales sont plus nutritives que les végétales.

115.

Quelque pressées que vous soyez de présenter le sein maternel à l'enfant qui vous doit le jour, attendez qu'il ait évacué le *méconium*, et si vos forces ne vous permettent pas de le nourrir, préférez le lait puisé au pis d'une chèvre, à celui que vous lui feriez sucer au biberon.

116.

Quand la dentition est orageuse, mères, redoublez de soins pour préserver vos enfans de l'impression d'un air froid ou humide. Tenez-les bien chaudement, faites succéder à une légère infusion de plantes aromatiques chaude et sucrée quelques laxatifs, et ne manquez pas de les frictionner souvent avec les mains imprégnées d'huile d'amandes douces et d'*essence éthérée*, si vous voulez les préserver de la jaunisse à laquelle ils sont exposés.

117.

Le proverbe : *Bel enfant jusqu'aux dents*, renferme une vérité dont on devrait profiter. Craignez de les surcharger d'embonpoint, et de les rendre trop vigoureux avant l'époque fatale de la dentition, qui détermine si souvent la fièvre, des convulsions et des accidens inflammatoires mortels.

118.

Les enfans qui n'ont pas été gorgés de vins et de sirops de quinquina, de gentiane, anti-scorbutique, font leurs dents sans qu'on s'en aperçoive. Ne troublez pas ce travail de la nature !

119.

Le cuir chevelu des enfans, jusqu'à l'âge de neuf à dix ans, est souvent affecté d'une maladie qu'on appelle *la gourme*. Craignez de dessécher par l'application des répercussifs les petites ulcérations qui surviennent : favorisez-les au contraire; et, ce travail de la nature terminé, recourez à notre méthode évacuante.

120.

Faites respirer un air pur à vos enfans; ne les emprisonnez pas dans des maillots étroits qui compriment si douloureusement leurs membres délicats : craignez encore de procurer à leurs organes un développement trop hâtif; il produirait sur eux l'effet que la sève opère sur les fleurs qui, naissant avant le temps, ne sont qu'éphémères, inodores et décolorées.

121.

Les enfans éprouvent quelquefois une insurmontable aversion pour certains alimens, ne les forcez jamais à la vaincre, et surtout comme cela se pratique dans quelques pensionnats. Ne leur infligez pas des châtimens pour cette rébellion de leur estomac ou de leur palais.

122.

C'est une grande imprudence aux parens de hâter trop l'instruction et le moral de leurs enfans, dès leur extrême jeunesse. L'existence doit en être nécessairement abrégée; puisque les forces vitales destinées au corps sont toutes détournées au cerveau.

123.

Rappelez-vous, institutrices, que vous devez former des mères de famille, et que peu de femmes savantes embellissent les jours de leur époux et de leurs enfans.

124.

Gardez-vous, instituteurs, d'assujétir vos élèves à des études prématurées et à des occupations trop sédentaires. La première étude est d'assurer leur existence; la première occupation de fortifier le physique. La santé est d'une nécessité absolue, le latin et le grec ne sont que des nécessités relatives. Un peu moins de latin, un peu moins de grec, mais un peu plus de santé.

125.

Vainement on voudrait proscrire le mode de l'enseignement mutuel. Interrogez ces jeunes élèves dont l'instruction rapide ne leur a pas coûté une seule larme, et vous serez étonné de les voir réunir à la noblesse de l'âme, aux qualités du cœur la vigueur du corps et le développement des facultés intellectuelles. Tout le secret consiste à exciter l'esprit en fortifiant le tempérament par un exercice modéré et d'agréables distractions.

126.

Nul doute que les formes du gouvernement n'influent sur la santé des individus; que l'Anglais, fier et provocateur, n'ait un autre tempérament que l'Egyptien tremblant sous la verge du pacha. Hippocrate n'a-t-il pas dit que l'Asiatique est né pour le despotisme, et l'Européen pour la gloire et la liberté?

127.

Sous un gouvernement turbulent, républicain, qui donne plus de fermeté de caractère, plus de ressort au corps, et produit des passions plus ardentes; on aura nécessairement à combattre des maladies aiguës, tandis que sous un régime oppresseur, despotique, sous le gouvernement du sabre, les affections chroniques auront un autre caractère, puisqu'elles naîtront et seront continuellement entretenues par la tristesse, la crainte et la terreur.

128.

Le gouvernement représentatif, les journaux, les tribunes, les discussions animées des salons et des lieux publics mettant en jeu tous les ressorts de la pensée, le sang doit affluer à la tête; les apoplexies doivent être plus fréquentes à Londres et à Paris, qu'à Vienne et à Moscou.

129.

On a remarqué que la plupart des grands orateurs et tous les individus qui ont exercé de hautes fonctions publiques pendant la durée de notre longue et sanglante révolution ont été frappés d'apoplexies foudroyantes, ou bien ont succombé à l'hypertrophie du cœur. Les vives émotions et les fortes passions de l'âme ont dû, par leur continuité, produire un afflux de sang vers le cerveau, et déterminer dans cet organe des congestions presque toujours mortelles.

130.

Sous les gouvernemens despotiques, la vie est courte, la vieillesse précoce, la santé chancelante.

131.

Le séjour des grandes villes, le spectacle des vices

et des passions attristent l'âme; la vie champêtre et le goût des jardins contribuent beaucoup à la durée de notre existence. Un air pur, une nourriture simple et frugale, les exercices du corps, l'ordre dans toutes les actions, le spectacle de la nature, communiquent à l'âme du repos, de la sérénité et de la gaîté.

132.

La vie rurale est plus tranquille, plus simple, plus bornée que celle qui s'écoule au sein des grandes cités. L'exercice du corps et le repos de l'esprit favorisent toutes les fonctions de notre économie; on mange avec plaisir, on digère sans peine, et l'on dort beaucoup mieux.

133.

Le citadin exposé aux affections bilieuses, éprouve des empâtemens et des congestions dont il ne lui est pas toujours permis d'arrêter les progrès. En proie aux spasmes nerveux, le trouble apporté dans la circulation détermine des hémorragies et l'apoplexie dont l'homme des champs se préserve en ayant moins d'inquiétudes morales, et en n'abusant pas de ses forces physiques. Pour lui, les maladies sont moins compliquées, et les symptômes bien plus réguliers.

134.

En voulant donner à l'homme et à sa compagne une existence immortelle, où les plaça le Créateur? Dans un jardin. Qui n'a pas lu le délicieux épisode où Delille chante le bonheur du paisible vieillard bornant son ambition aux murs de son enclos?

135.

Toujours à la campagne, on est moins pauvre de temps et d'argent; on y est plus riche par une vie active; on y économise deux trésors qui, dans le sein des villes populeuses, s'écoulent inaperçus.

136.

La vie sédentaire engendre des affections chroniques, tandis que la vie active augmente la proportion des maladies aiguës.

137.

Combien d'engorgemens et d'embarras dans les viscères ne cèdent-ils pas à un exercice continu, aux secousses souvent répétées du cheval, de la voiture, à des jeux violens ou à des ouvrages de force!

138.

La vie sobre et l'exercice, dit Hippocrate, entretiennent la santé : soyons donc tempérans et grands marcheurs.

139.

Promenez-vous après vos repas, et n'oubliez jamais que l'hypocondrie est fille de la solitude.

140.

L'exercice, au grand air, fortifie le système musculaire. Les ouvriers amoncelés dans les manufactures, les ateliers et les usines, ne respirant qu'un air vicié, ont besoin de le renouveler fréquemment et de prendre beaucoup d'exercice. S'il en était autrement, ils s'exposeraient à donner le jour à des enfans rachitiques et scrophuleux.

141.

Le sang, c'est l'âme, disent certains traducteurs de la Bible. Comment croire qu'un moyen de prolonger la vie est d'en détruire ou d'en affaiblir la source?

142.

Pourquoi à certaines époques a-t-on tant saigné? pourquoi cette mode s'établit-elle après les grandes agitations politiques, sous Henri IV, après les guerres civiles, dans la minorité de Louis XIV après les querelles de la Fronde? Aujourd'hui, après la tourmente des révolutions, les sangsues ne nous assaillissent-elles pas de toute part?

143.

En adoptant le système broussaisiste, on intervertit, on trouble, par une médication intempestive et imprudente, la marche d'une maladie. Que de péripneumonies ou de pleurésies transformées en engorgement insoluble du poumon, par l'effet de l'application d'un grand nombre de sangsues qui ont tout à coup enlevé aux malades les forces nécessaires pour amener le dégorgement de la fluxion.

144.

Que d'embarras gastriques, métamorphosés en fièvres putrides par l'usage immodéré de la lancette? Que de phthisies, que de fièvres aiguës devenues rapidement pernicieuses ou incurables par ce trop grand nombre d'émissions sanguines dues à la voracité des sangsues? Tant de bévues justifient bien ce vieil adage, que les bons médecins peuvent faire un peu de bien, mais que les novateurs téméraires font encore plus de mal.

145.

Si l'on a dit avec raison que, dans plusieurs maladies, un trop grand nombre de saignées et l'application réitérée de bataillons de sangsues sont un véritable *assassinat*[1], pourquoi a-t-on recours à ces émissions sanguines dans les affections chroniques où elles sont si préjudiciables? Il ne faut employer ces moyens que dans une absolue nécessité, de même qu'on ampute un membre pour sauver le reste.

146.

Le misérable délire de la transfusion du sang, prouve que l'on n'a pas toujours répandu le sang des hommes pour guérir les maladies. Si, au dix-septième siècle, on tortura de jeunes animaux pour puiser dans leur sang artériel les moyens de rendre la santé ou de prolonger l'existence; au dix-neuvième siècle, ce sont aux hideuses et voraces sangsues qui s'abreuvent du sang humain que l'on confie le soin *de prolonger* nos souffrances et *d'abréger* notre vie.

1 Voyez notre brochure intitulée *Plus de Sangsues!* Prix: 1 fr. 50 c.

147.

L'oisiveté, l'ennui, les privations, les chagrins, les craintes et les remords, doublent le poids des fers dont on accable les prisonniers; pourtant *tous les détenus ne sont pas coupables.*

148.

Juvénal a dit avec raison : *Mens sana in corpore sano.* Si l'homme est souvent injuste ou criminel, c'est que le plus ordinairement son corps ou son esprit sont malades.

149.

Les hommes chez lesquels domine le système hépatique sont irascibles, violens, ambitieux et entreprenans. Les animaux carnassiers sont bilieux. Les méridionaux qui vivent sous l'empire du foie, sont vindicatifs et cruels. L'étude du tempérament des plus grands criminels, des plus vils scélérats, prouve qu'ils ont souvent été atteints d'un vice constitutif dans les organes biliaires.

150.

Un bon régime hygiénique, une alimentation bien entendue, des évacuans sagement combinés, pourraient s'opposer peut-être aux funestes penchans qui entraînent l'homme vers le crime et le faire rentrer dans l'état naturel de bonté et de santé morales.

151.

Le méchant ne jouit pas d'une santé aussi parfaite que l'homme naturellement bon. Le vieillard, plus disposé au dépérissement, devient chagrin, hargneux; son état bilieux exige des évacuations fréquentes.

152.

La civilisation a été favorable à la vigueur physique, puisqu'elle ajoute à la force des hommes naturellement robustes; elle donne la vie et la santé, non seulement à des milliers d'êtres vigoureux qu'elle fait croître, mais encore à cette multitude de frêles existences qu'elle conserve.

153.

Nous ne vivons pas aujourd'hui de la même manière qu'au moyen-âge et comme subsistaient nos pères. Nos habitudes, nos alimens, notre position sociale ont subi des changemens par les découvertes qu'ont amenées le temps et les lumières d'une civilisation plus perfectionnée, lesquels ont nécessairement influé sur notre fécondité et sur la durée de notre vie.

154.

Pendant les diverses périodes de notre existence, nous recevons les impulsions perpétuelles des climats, des saisons, et celles non moins prépondérantes, des systèmes politiques et religieux. Notre organisation éminemment nerveuse s'affecte de tout ce qui l'enveloppe et la frappe.

155.

Donnez de l'air à vos demeures, ne les encombrez pas d'habitans; occupez même en été des chambres à cheminée, afin que l'air y circule avec plus de force et de liberté. Préférez un appartement au midi; que les plafonds en soient élevés.

156.

Nos maisons sont des prisons, dit un vieil adage: appliquez-vous donc à les rendre saines et agréables, que la plus grande propreté y règne constamment, la classe ouvrière surtout en a grand besoin. N'habitez jamais les entresols, et fuyez les maisons d'une nouvelle construction.

157.

Les maisons, dans le Nord, sont des espèces de serres chaudes, dans lesquelles on vit comme sous un ciel ardent. La jeune Russe, sous ses épaisses fourrures, y devient aussi tôt pubère que l'Italienne vêtue de gaze.

158.

Que votre chambre à coucher soit élevée, spacieuse, sans alcôve; l'air doit y être souvent renouvelé; que les rayons du soleil puissent y pénétrer facilement.

159.

Les exhalaisons fournies par les substances animales ou végétales en putréfaction, sont tout aussi nuisibles que celles que répandent certaines fleurs odorantes dont les émanations sont si souvent funestes aux poumons et au cerveau.

160.

Craignez de rester enfermé une seule nuit dans une chambre bien close, où le parfum des lys, de la tubéreuse, du narcisse et de la rose, exhalerait dans l'atmosphère une grande proportion de gaz acide carbonique; n'imprégnez jamais vos mouchoirs d'eau de Cologne et autres odeurs.

161.

Habitez de préférence le voisinage des jardins et des bois; les plantes, en s'emparant des gaz délétères, sont le plus utile épurateur que l'homme doive aux bienfaits de la nature.

162.

L'existence ne se prolonge que par les mœurs, l'aisance et les nécessités satisfaites d'une vie bien ordonnée. Dans les quarante-trois départemens méridionaux de la France où l'instruction est le moins répandue, où l'intempérance et la licence des mœurs sont très-communes, on observe que la longueur de la vie moyenne n'est que de trente-huit ans, neuf mois, et que dans les quarante-trois autres départemens du nord, en général plus éclairés, elle est au contraire de quarante ans, cinq mois et six jours.

163.

Les temps anciens, si regrettés de nos jours, étaient-ils préférables? En France on a compté dix famines dans le cours du dixième siècle, et vingt-six pendant le douzième. La mauvaise nourriture produisait alors des épidémies pestilentielles, et les eaux croupissantes des marécages engendraient des fièvres pernicieuses qui décimaient la population des villes et des hameaux.

164.

Jadis en France, il périssait annuellement un individu sur vingt à vingt-cinq, et sous le siècle de Louis XIV la durée moyenne de la vie resta bien inférieure à ce qu'elle fut depuis sous Louis XVI.

165.

La mortalité est plus considérable dans les grandes cités que dans les villages, cependant elle diminue sensiblement en raison de la salubrité des villes. Les naissances y surpassent les décès, et l'on observe maintenant que la vie moyenne est de vingt-cinq à trente ans dans les grandes villes, et de trente-cinq à quarante dans les petites.

166.

A l'époque où nous vivons, la mortalité générale annuelle, dans Paris, n'est que d'un habitant sur trente-deux, tandis qu'au dix-septième siècle elle était de un sur vingt-cinq ou vingt-six, et au quatorzième de un sur seize ou dix-sept. La statistique mortuaire dans les départemens est à peu près dans la même proportion.

167.

L'aperçu statistique suivant ne prouve-t-il pas qu'il s'est opéré de nos jours une grande révolution d'économie sociale et politique ?

On remarque dans les trois arrondissemens de Paris, faubourgs Saint-Honoré, Saint-Germain, les Tuileries, le Palais-Royal, la Chaussée-d'Antin, où les moyens d'instruction sont mieux combinés, où l'alimentation est mieux entendue, où tous les moyens hygiéniques sont mieux employés ; on observe, disons-nous, que l'existence se prolonge de quarante-trois à quarante-sept ans, et que, dans les faubourgs Saint-Antoine, Saint-Jacques, Saint-Marceau et en la Cité, elle ne se soutient qu'entre vingt-quatre et vingt-cinq ans.

168.

Si la mortalité est moins grande dans la classe des ouvriers, qui peuvent à peine suffire à leurs besoins par un travail continuel, elle est effrayante dans celle des artisans inoccupés. Il meurt par année un quinzième de ces individus. Habitant des maisons basses et humides, peu aérées, privées de la lumière, situées dans des rues sales et étroites, au centre des grandes villes, accablés de travaux fatigans, mal nourris, subissant tous les inconvéniens de la malpropreté, abusant enfin des liqueurs spiritueuses, pour s'étourdir sur une aussi douloureuse situation, ils donnent le jour à de nombreux enfans, allaités par de mauvaises nourrices, et, bientôt abandonnés à eux-mêmes, ils tombent dans le marasme : les deux tiers de ces infortunés ne parviennent presque jamais à l'âge de deux ans.

169.

Pour prolonger sa vie ou recouvrer la santé, le riche met tout à contribution, l'or est répandu, et les soins les plus attentifs lui sont donnés; des précautions extraordinaires sont prises pour saisir la moindre chance favorable, on satisfait tous ses désirs, ses besoins, ses caprices; on lui prodigue tous les secours. Ce n'est pas avec insouciance que les médecins méditent à son chevet[1], mais leur science est inutile, la mort a compté les jours, les heures du malade, celle de la destruction vient de sonner; honneurs, richesses, vous ne pouvez l'empêcher de frapper.

170.

Le pauvre, presque toujours abandonné, ne reçoit de secours et de consolations que de ceux qu'inspirent la compassion et la pitié; il manque de tout, il ne lui reste même pas l'espérance; le medecin, si

1 Voyez notre brochure intitulée *Chronique médicale de Paris*, prix : 1 fr.

long-temps attendu, si ardemment désiré, ne fait que paraître dans l'affreux réduit où le moribond désire la mort comme un bienfait et l'appelle pour mettre un terme à sa trop longue et douloureuse agonie.

171.

L'indigent manque souvent du nécessaire, et le riche possède le superflu; le premier périt victime du besoin, le second succombe sous les excès; l'un est plus souvent attaqué d'affections dont le siége est fixé à la circonférence de son corps; les maladies les plus ordinaires de l'opulent sont intérieures et ravagent ses viscères abdominaux.

172.

La nature accorde la vie la plus durable à quiconque suit ses inspirations. Un homme bien organisé bravera avec sécurité les atteintes des maladies à l'aide de sa fermeté physique et morale.

173.

Le vieillard doit éviter soigneusement les peines morales qui ne peuvent qu'abréger son existence. Dans la jeunesse les passions nous entraînent; dans l'âge mûr, l'ambition, les affaires, les plaisirs nous distraient : mais dans la vieillesse, les illusions du passé sont tout-à-fait évanouies, les infirmités du présent, trop réelles, et les craintes de la mort remplissent l'avenir. Les regrets, les chagrins et la terreur sont pour le vieillard le vautour de Prométhée.

174.

Repoussez constamment les idées sombres et mélancoliques; la douce et consolante espérance est le vrai chemin du bonheur et de la santé.

175.

Il ne faut pas avoir peur de la douleur, des maladies, et même de la mort, mais avoir *peur de la peur*. User sagement de la vie, voilà le bien; en abuser, voilà le mal!

176.

Il y a dans l'incertitude de notre existence, et sa courte durée, un secours certain contre les abus qu'on peut faire de toutes choses. Ce sont les mourans qui, par leurs fautes, donnent les plus sûrs conseils aux vivans.

177.

Si l'on ne peut éviter la mort, que des regrets

tardifs, inutiles, ne s'échappent point de vos lèvres glacées, au moment de terminer le dernier voyage. Adoucissez au contraire les adieux déchirans du départ, cachez sous des fleurs la pâleur de vos fronts déjà couverts d'une sueur mortelle, et, sachant mourir en sage, que la fin de votre vie ressemble au soir d'un beau jour.

Les préceptes qui précèdent et dont un plus grand développement excéderait les bornes que nous nous sommes prescrites en publiant cet opuscule, doivent être scrupuleusement suivis, si l'on veut prévenir ou guérir les maladies et prolonger son existence.

Pour y parvenir, il faut appliquer ces règles générales aux variétés des tempéramens, aux sexes, aux âges, aux professions, aux circonstances de la vie ; s'occuper de leurs modifications, selon les climats, les régions, les habitudes nationales, les sociétés ; et étudier enfin leurs principes diversifiés suivant la nature et le genre d'utilité des choses qui composent la matière de l'hygiène. Nous renvoyons nos lecteurs à notre ouvrage, *La Médecine sans le médecin*, où ils trouveront sous une forme concise et méthodique, dans les différens chapitres de la douzième édition de ce Manuel de Santé, des maximes hygiéniques plus étendues, lesquelles ne pouvaient trouver place dans ce petit ouvrage.

Nous ne saurions trop le répéter, la prolongation de la vie est proportionnée à la modération des actes et des passions de l'homme. Tempérance, sobriété, abstinence des liqueurs spiritueuses, propreté, exercice fréquent, respiration d'un air pur et séjour à la campagne. Modération en travaux, en repos, en plaisirs de toute espèce; réserve dans l'usage des médicamens internes, et surtout le calme de l'âme, la paix du cœur. Tels sont les moyens *de se bien porter et de vivre long-temps heureux*.

Pour y parvenir, faites, s'il est possible, votre ami d'un médecin instruit et philantrope, et pour chirurgien, choisissez toujours le plus habile.

DISSERTATION

SUR L'UTILITÉ

DES FRICTIONS JOURNALIÈRES.

> Percurrit agili corpus arte tractatrix,
> Manumque doctam spargit omnibus membris.
> MART.

PERFECTIONNER de jour en jour dans les arts, comme dans les sciences médicales, telle est la prérogative inhérente à l'époque actuelle; telle est aussi la source des découvertes utiles à l'humanité. La soumission du raisonnement à l'observation fait le caractère de la science moderne. Jusqu'à ce jour, l'emploi des frictions, cette branche importante de l'art de guérir, semble avoir été négligé. Un très-petit nombre de médecins habiles avaient employé ce mode de préservation ou de curation. Les anciens faisaient un usage fréquent de frictions.

On trouve le passage suivant dans le livre d'Hippocrate: *De articulis, multarum rerum peritum esse medicum expedit et non minùs frictionis*. Ce père de la médecine employa plusieurs fois les frictions médicamenteuses dans le traitement des maladies des femmes, surtout pour irriter la menstruation trop languissante.

L'utilité des frictions, comme moyen prophylactique,

laisse entrevoir tout l'avantage qu'on peut en retirer dans le traitement de quelques maladies. Du temps de Galien, on les employait contre les fièvres intermittentes. Un de leurs principaux effets est de rompre le spasme et la concentration des forces sur l'épigastre.

Nous savons que les médicamens employés en frictions agissent tantôt par absorption, tantôt par sympathie, peut-être en même temps par ces deux modes.

Lorsque des scrutateurs infatigables des secrets de la nature enrichirent l'art de guérir, dans le commencement de ce siècle, d'un grand nombre de faits nouveaux, les médecins se familiarisèrent avec la méthode iatraleptique. Spallanzani fit beaucoup d'expériences sur le suc gastrique, et lui attribua de grandes propriétés médicales. Ballerini, Salmon, Botta, Tourdes, confirmèrent, par leurs expériences, les effets de cette méthode, et MM. Alibert, Pinel et Duméril, chargés de les répéter, reconnurent l'action purgative, diurétique et fébrifuge de plusieurs médicamens appliqués à l'extérieur.

Personne n'a fait autant d'expériences sur les propriétés des frictions médicamenteuses que le docteur Chrestien de Montpellier. Il les a opposées à un grand nombre de maladies, et presque toujours avec le plus grand succès.

Ce célèbre médecin de Montpellier a obtenu, dit-il, des effets admirables d'une Essence antispasmodique, chez une jeune fille atteinte d'une fièvre pernicieuse, liée à une suppression de menstrues. Des frictions avec cette Essence, sur la partie interne des cuisses, sur l'abdomen, rappelèrent le flux périodique, et guérirent la fièvre très-rapidement.

Les frictions ont été souvent utiles pour les rhumatismes : elles calment les douleurs, rétablissent la transpiration, modèrent la violence des attaques, écartent l'insomnie, régularisent la circulation, dégagent les articulations, et augmentent la chaleur générale.

Les hypocondriaques, les mélancoliques se portent mieux, en usant de frictions qui leur rendent l'hilarité si utile à la santé, en fortifiant le tissu des organes.

Le docteur Dufour, membre de notre bureau de Consultations médicales, a observé que M........, âgé de cinquante-quatre ans, d'un tempérament bilieux, éprouvait depuis long-temps de fréquentes attaques de lumbago, compliqué de rétention d'urine, ce qui le rendait plus grave encore. Le malade était atteint depuis long-temps d'une douleur sciatique qui avait causé la claudication. Lorsque ce médecin fut appelé auprès de lui, celui-ci ressentait le long du rachis une douleur vive qui se propageait dans la cavité abdominale, et se faisait surtout sentir dans la région de la vessie. L'abdomen était douloureux, les urines ne coulaient que goutte à goutte, un vomissement violent avait lieu; le pouls était faible; le visage décomposé; les yeux avaient perdu leur éclat, la chaleur avait disparu des extrémités; divers antispasmodiques à l'intérieur, les émolliens sur le ventre n'eurent aucun effet. Le vomissement cessa, mais fut remplacé par un hoquet insupportable. Ce médecin fit frictionner pendant la nuit, avec une dose suffisante de l'essence dont nous allons parler, mêlée avec une eau savonneuse chaude, l'abdomen et la partie interne des cuisses. Peu de temps après la première friction, les urines coulèrent avec plus de facilité, et la douleur fut moins vive. Deux nouvelles frictions augmentèrent beaucoup cette amélioration, et le malade dormit après la quatrième. Bientôt le malade fut délivré de tous ses maux.

Plusieurs observations prouvent que des céphalalgies violentes, des sciatiques rebelles, des douleurs rhumatismales opiniâtres, situées en différentes parties du corps, ont été guéries par des frictions sur la peau avec cette même Essence. Les effets ont été manifestes, et ne peuvent être révoqués en doute dans une affection qu'éprouvait un jeune homme de trente ans, d'un tempérament bilieux, qui ressentait depuis vingt jours une cardialgie qui lui laissait peu de momens exempts de souffrances : la même Essence n'a pas eu moins de succès dans une maladie nerveuse convulsive avec perte de connaissance. Une demoiselle de vingt-deux ans, d'un tempérament pléthorique, d'une constitution forte, est atteinte d'une maladie nerveuse, qui présente quelque analogie avec l'épilepsie, et liée avec une irrégularité très-ancienne des menstrues résultat d'une vive frayeur. Des frictions avec cette Essence rétablissent le calme dans le système nerveux. De nouvelles affections morales rappellent la maladie, et le même traitement réussit encore en stimulant les organes génitaux.

Nous avons fait cesser, par ces frictions antispasmodiques, une ischurie sympathique. Une dame d'environ cinquante ans, arrivée à l'époque critique, d'un tempérament lymphatique bilieux, ayant le système nerveux d'une sensibilité extraordinaire, éprouva une strangurie dans le cours d'une maladie gastrique. Des frictions furent faites sur la colonne vertébrale et sur les reins : deux suffirent pour enlever toute sensation douloureuse. Les mêmes frictions sur le bas-ventre ont fait cesser plusieurs fois des coliques qui avaient résisté aux remèdes internes appropriés en pareil cas. L'hypocondrie et la mélancolie ont disparu.

La méthode iatraleptique offre des ressources très-variées aux praticiens; c'est une terre encore peu défrichée, et qui promet les plus beaux fruits.

Cette méthode, branche essentielle de la thérapeutique, réussit souvent entre des mains habiles. L'estomac de beaucoup de malades se familiarise tellement avec les médicamens, que les plus énergiques d'entre eux perdent toute leur action; alors les frictions les remplacent avec beaucoup d'avantage. Certaines idiosyncrasies défendent l'usage intérieur de quelques médicamens; ainsi on a vu des individus ne pouvoir supporter l'opium, à la plus faible dose, et cependant ce narcotique, employé à l'extérieur, produisait chez eux les meilleurs effets. Les frictions médicamenteuses méritent la préférence sur les méthodes ordinaires dans la plupart des maladies des systèmes lymphatique et cellulaire.

Cette méthode a ajouté au domaine de la thérapeutique; elle a obtenu, dans plusieurs cas, des succès non contestés; elle en promet beaucoup, et les médecins qui ont soutenu sa cause, la plupart avec autant de talent que de zèle, sont dignes des plus grands éloges. Le célèbre Corvisart a employé souvent avec le plus grand succès la percussion frictionnante pour soulager les maladies organiques du cœur et de la poitrine; ce praticien recommandable en a fait usage dans les engorgemens du foie et des viscères du bas-ventre. Il les a employées pendant les convalescences pour tonifier les organes et relever les forces abattues. « Cette action tonique extérieure est sou-
» vent préférable, disait-il, au vin de Bordeaux ou de
» Malaga, qui n'agissent dans l'estomac que d'une manière
» sympathique sur l'organisme. »

L'utilité des frictions, les indications importantes qu'elles remplissent, les font considérer par les modernes comme une des ressources les plus précieuses de l'art de guérir. Tous les auteurs s'accordent à dire que l'emploi des frictions détermine, dans l'économie animale, un changement accompagné des plus agréables sensations, et dont difficilement on se ferait une idée. La peau devient plus douce et plus flexible, et ressent un bien-être qui donne à l'existence un charme tout nouveau. A la fatigue que l'on éprouvait succède un sentiment de légèreté qui rend propre à tous les exercices du corps ; les muscles, rendus à leur contractibilité naturelle, agissent avec plus d'énergie et plus de facilité : on croirait que le sang coule plus largement dans les vaisseaux qui le contiennent ; les forces physiques éprouvent des changemens salutaires ; les fonctions du cerveau, qui sont si souvent modifiées par celles-ci, présentent bientôt un surcroît d'activité remarquable ; l'imagination se développe, le tableau riant des plaisirs se retrace sous un jour plus voluptueux et sous des couleurs plus vives. Il y a augmentation de l'exhalation habituelle à la surface de la membrane éminemment vasculaire ou nerveuse dont toutes nos parties sont revêtues. Ses effets ne sont pas moins remarquables sur les organes de la locomotion ; nous ne saurions douter que les maladies ne soient singulièrement modifiées par l'usage de cette Essence en frictions, puisque les fonctions de la vie peuvent l'être en état de santé.

Les auteurs de l'article *Bain* du Dictionnaire des Sciences médicales, pensent même que l'usage de cette pratique est une des causes de l'absence de la goutte chez les Orientaux. La théorie nous conduirait sans doute à penser qu'il pourrait parfaitement convenir pour les maladies qui ont leur siége dans des organes sur lesquels son influence est directe : ainsi les dartres, l'éléphantiasis des Grecs et des Arabes, les différens engorgemens chroniques de la peau et des tissus cellulaires subjacens, le rhumatisme chronique, les contractions spasmodiques des muscles, et peut-être le tétanos, la paralysie qui n'a pas sa source dans une lésion cérébrale, la goutte, la faiblesse ou la roideur des articulations, la fausse ankilose, le rachitisme, pourraient non seulement être modifiés par les frictions, mais encore être guéris lorsque l'on choisirait pour son emploi des circonstances opportunes.

BIBLIOTHEQUE ROYALE

FIN.

Prospectus.

LA MÉDECINE

SANS LE MÉDECIN,

OU

MANUEL DE SANTÉ;

Utile ouvrage, destiné à soulager les infirmités, à prévenir les maladies aiguës, guérir les maladies chroniques sans le secours d'une main étrangère.

PAR LE DOCTEUR AUDIN-ROUVIÈRE,

Médecin consultant, ancien professeur d'Hygiène au Lycée de Paris, un des fondateurs de l'Athénée royal et membre du bureau des Consultations médicales.

DOUZIEME ÉDITION,

ENTIÈREMENT REFONDUE ET CONSIDÉRABLEMENT AUGMENTÉE.

Un volume in-8° de 584 pages, avec portrait et gravure.

Prix : broché 6 fr., ou 7 fr. relié.

Papier ordinaire, sans gravure, 5 fr.

SE VEND chez l'Auteur, rue d'Antin, n° 10, ainsi que les brochures intitulées *l'Oracle de la Santé*, ou *Préceptes généraux pour conserver la santé et prolonger la vie*. Prix : 1 fr. *Chronique médicale de Paris*. Prix : 1 fr. *Plus de Sangsues!* Prix : 1 fr. 50 c.

Videtur autem mihi maximè de hâc arte dicturum opportere vulgo ac plebeis hominibus nota dicere.
HIP., *De vet. Med.*, IV.

Les malades, dit Hippocrate, guérissent quelquefois sans médecin; mais ils ne guérissent pas pour cela sans médecine.
Dict. des Scienc. méd.

DANS un siècle où l'on initie le public à tout, excepté à la connaissance de soi-même, où la science semble s'obstiner à faire à l'homme un mystère de sa santé, quelle tâche noble pour un médecin ami de l'humanité qui, entrant dans les salons du riche, que le charlatanisme rançonne, ainsi que dans la chaumière du pauvre, que le même charlatanisme délaisse, offrirait aux uns et aux autres un guide également dépouillé des préjugés de l'ignorance et des mensonges de l'intérêt, à la faveur duquel la douleur trouverait des consolations, les souffrances un remède, et qui apprendrait enfin au malade lui-même à conserver sa santé et à prolonger sa vie ?

Atteindre un pareil but, ne serait-ce pas remplir la grande lacune qui, à la honte des prodiges de notre siècle, existe encore dans les progrès de la médecine de nos jours ?

L'auteur de cet ouvrage s'est vivement pénétré de ce désir. Que n'a-t-il pas mis en usage pour le satisfaire ? Veilles, méditations, observations comparées, rectifiées par une expérience de trente années d'exercice, sacrifices de toute espèce, rien enfin n'a été oublié pour réparer le mal qu'ont produit à ce sujet des livres faussement populaires, pour rejeter des recettes toujours inutiles, souvent pernicieuses, et pour déposer sans crainte dans toutes les mains un ouvrage également au niveau des connaissances modernes et du bon sens du lecteur.

Nous guiderons les gens du monde, moins crédules qu'autrefois, ou plutôt ils se guideront eux-mêmes par leur propre expérience, en lisant le contenu des chapitres suivans renfermés dans cet ouvrage.

CHAPITRE PREMIER.

Double organisation de l'homme. — Description de l'estomac. — De la digestion. — Du siége probable des maladies. — Du principe morbifique des humeurs.

CHAPITRE II.

Du sang. — Des sangsues; démonstration de l'abus trop fréquent de leur usage.

CHAPITRE III.

Des tempéramens en général et en particulier.

CHAPITRE IV.

Embarras des premières voies. — Aigreurs d'estomac. — De la bile et des maladies bilieuses. — Pléthore. — Des vents et des flatuosités. — Indigestions. — Le foie; maladies de cet organe. — Engorgemens. — Obstructions. — Ictère ou jaunisse. — Des glaires. — Superpurgation.

CHAPITRE V.

Constipation. — Clystères ou lavemens. — Coliques. — Mélancolie. — Hypocondrie. — Hydropisie.

CHAPITRE VI.

Asthme. — Pituite. — Aphthes. — Rhume. — Catarrhe pulmonaire. — Cautère. — Eblouissement. — Etourdissement. — Evanouissement. — Migraine. — Maux de tête. — Eternuement. — Apoplexie. — Hémiplégie. — Paralysie.

CHAPITRE VII.

Rhumatisme. — Goutte. — Clous ou furoncles. — Dartres. — Ophthalmie ou mal d'yeux. — De la fièvre. — Fébrifuges.

CHAPITRE VIII.

Maladies des femmes. — De la menstruation, ou âge nubile. — Fleurs blanches ou leucorrhée. — Allaitement; maladies laiteuses. — Age critique des femmes; conseils pour la conservation de leur santé.

CHAPITRE IX.

Maladies des enfans. — De la dentition. — Vers. — Maladies

vermineuses. — Vermifuges. — Indigestions des enfans. — Coqueluche. — Ecrouelles ou scrofules. — Maladies cutanées des enfans.

CHAPITRE X.

Santé des employés. — Maladies auxquelles les expose le travail du bureau.

CHAPITRE XI.

Du sommeil. — Des songes. — Des rêves. — Du cauchemar. — Surdité. — Vieillesse. — Conseils hygiéniques aux vieillards.

CHAPITRE XII.

Convalescence. — Manière détaillée d'employer une méthode purgative perfectionnée.

CHAPITRE XIII.

Douleurs; moyens de les guérir. — Maladies syphilitiques. — Maladies des cuisiniers et des cuisinières.

CHAPITRE XIV.

Préceptes généraux d'hygiène pour conserver la santé et pour prolonger la vie, extraits du cours professé par l'auteur de cet ouvrage au Lycée de Paris. — Salubrité du régime. — Maximes aphoristiques.

CHAPITRE DERNIER.

Chronique médicale de Paris ; son ancienneté ; son origine. Supériorité de la chirurgie sur la médecine.

Dissertation sur l'utilité des frictions journalières, et sur un moyen prophylactique pour le maintien de la santé.

N. B. L'Editeur ne craint pas de dire que cette douzième édition confirme le succès, aussi prodigieux que justement mérité, d'un ouvrage utile à toutes les classes de la société, dont trente mille exemplaires des éditions antérieures à celle-ci ont été vendus.

On trouve cet ouvrage rue d'Antin, nº 10, ainsi que les brochures du même auteur, intitulées *l'Oracle de la Santé*, ou *Préceptes généraux pour conserver la santé et prolonger la vie*. Prix : 1 fr. *Chronique médicale de Paris* Prix : 1 fr. *Plus de Sangsues !* Prix : 1 fr. 50 c.

BIBLIOTHÈQUE ROYALE

LE NORMANT FILS, IMPRIMEUR DU ROI,
Rue de Seine, nº 8. F. S. G.

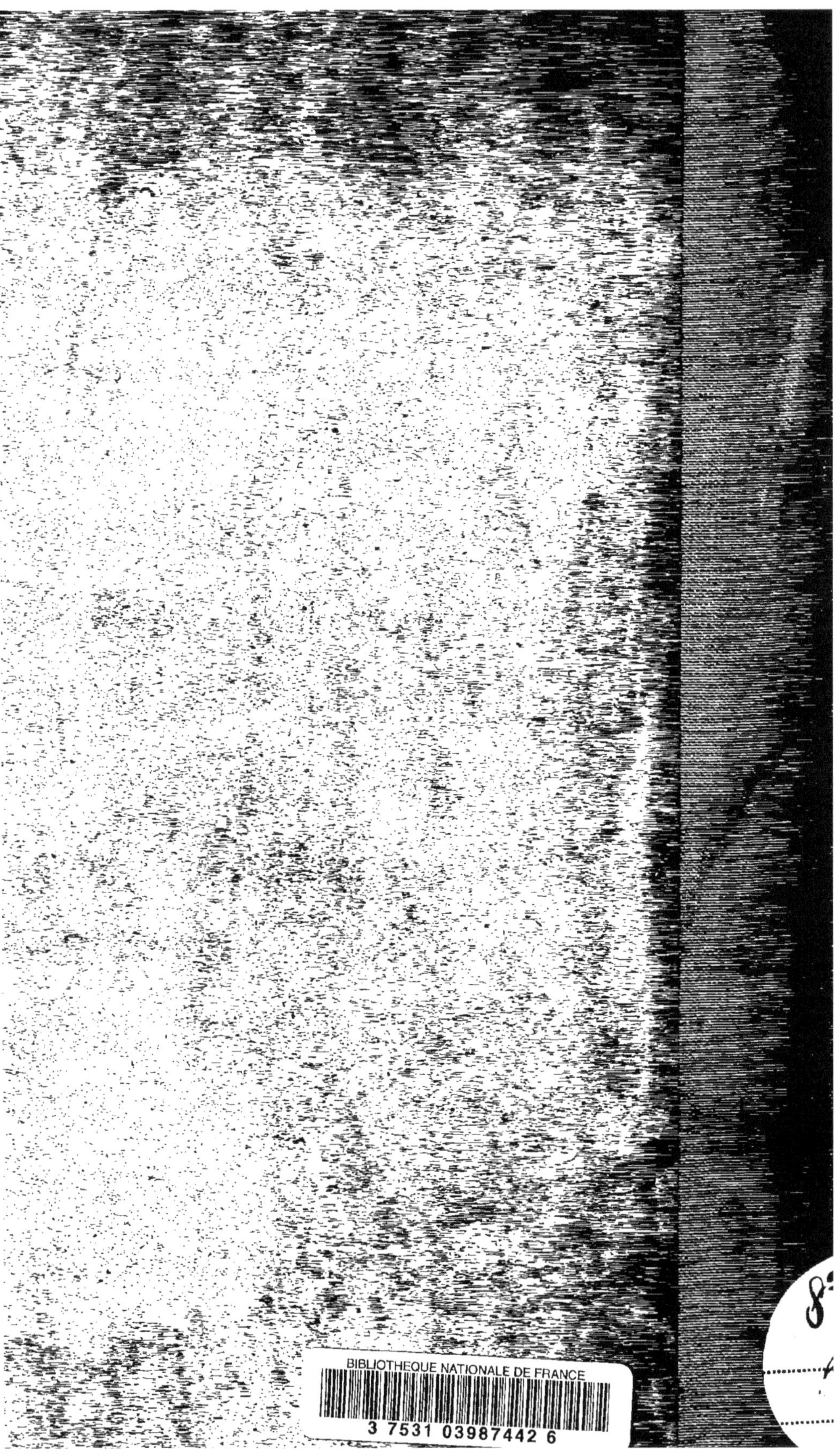
BIBLIOTHEQUE NATIONALE DE FRANCE
3 7531 03987442 6